NOTICE

SUR LE LAIT IODÉ NATURELLEMENT

PAR

ASSIMILATION DIGESTIVE.

NOTICE

SUR LE LAIT IODÉ NATURELLEMENT

PAR

ASSIMILATION DIGESTIVE.

Après avoir indiqué dans un mémoire présenté à l'Académie des sciences, en 1856, les moyens de faire passer régulièrement l'iode et l'iodure de potassium dans le torrent de la circulation, après avoir déterminé l'action physiologique qu'il exerce sur les animaux soumis à ce régime, la quantité variable du métalloïde qui est éliminée par les glandes mammaires et sa combinaison organique avec les éléments du lait, il me reste à faire connaître quelques faits nouveaux résultant d'observations plus récentes, soit dans l'application thérapeutique du lait iodé par assimilation, soit dans les effets à peu près nuls qu'ont ressentis les vaches entraînées par ma méthode.

Venons au fait principal qui m'avait engagé tout d'abord

1858

à faire des essais, déjà tentés par bon nombre de médecins et de chimistes. L'iode, on le sait, depuis bientôt quarante ans, passe très librement par les voies urinaires et par les glandes mammaires, son action générale est une surexcitation de tout l'organisme, une tonification secondaire, bientôt éteinte cependant, en raison des modifications spéciales qu'elle imprime aux voies digestives, à l'appareil glandulaire surtout, et enfin aux fonctions néphrétiques. Peu de praticiens se sont occupés à fond de tous les petits mystères physiologiques que renferme l'action de l'iode; ils devaient être nécessairement repoussés au dernier plan des observations et être complètement négligés par ceux qui font journellement usage des préparations iodiques; aussi, dirons-nous sommairement que tout le bénéfice thérapeutique du puissant modificateur, dont il s'agit, est souvent entravé par les principaux accidents qu'il développe, lorsqu'on veut l'administrer longtemps, même à doses réfractées. Il y a, en effet, deux manières bien connues d'employer l'iode ou le sel qui résulte de sa combinaison avec le potassium : la première consiste, comme on le fait habituellement dans la période tertiaire des accidents syphilitiques, dans son emploi à des doses très fortes, qui peuvent s'élever jusqu'à 35 et 40 grammes par jour; la seconde, ou méthode réfractée, consiste à le faire prendre longtemps à de faibles doses dans un véhicule quelconque; cette dernière méthode est certainement la plus rationelle et pouvant éviter, jusqu'à un certain point, les accidents graves et souvent inaperçus qui résultent de l'emploi des iodiques. Tous les praticiens, les syphiliographes

— 3 —

surtout, qui ont l'habitude de se servir de l'iodure de potassium à de très fortes doses, nous disent, avec raison, qu'ils
n'ont rien observé de ce prétendu iodisme, sur lequel nous
appelons l'attention de nos confrères, lorsqu'ils l'ont administré à 20, 30 ou 40 grammes par jour. Faut-il admettre
que, précisément à cause du cas pathologique spécial dont il
s'agit, l'iode est toléré? pas le moins du monde : ses effets
restent les mêmes, seulement il n'est tenu compte que de
ceux qui sont immédiats et connus de tous, tels que l'angine,
la paralysie de la région palatopharyngienne, qui persiste
quelquefois fort longtemps, la violente poussée, qui se manifeste à la peau, véritable éruption pustuleuse, souvent into-
lérable, et, enfin, l'augmentation de la sécrétion urinaire.
Tous ces phénomènes s'éteignent plus ou moins rapidement.
Ici nous nous adressons à la bonne foi de nos collègues, qui
ont observé avec soin les faits que nous présentons, dans
quels lieux et comment sont administrées les doses énormes
dont il s'agit? dans les services spéciaux des syphilitiques,
où, bien souvent, par le mauvais vouloir des malades eux-
mêmes, le médicament est détourné de sa destination, et
chez lesquels, par conséquent, les accidents que nous signa-
lons ne peuvent avoir été observés. On sait encore qu'après
un temps déterminé, nécessaire à leur traitement, les malades quittent les salles où ils ont reçu des soins. Ainsi, d'une
part, il arrive que la dose prescrite n'est pas ingérée, de
l'autre, que les résultats de son ingestion échappent à l'ob-
servation médicale. Or, en supposant qu'un malade soit
soumis pendant deux mois à l'action de l'iodure de potas-

sium, je ne dis pas à la dose de 15 ou 20 grammes par jour, mais seulement à celle de 3 ou 4 grammes, l'administration du médicament cessant environ après ce temps, qu'observons-nous? A l'appétit réveillé généralement après un traitement de quinze jours ou trois semaines, au boursouflement morbide de toutes les parties du corps qui accompagne l'emploi de l'iode, à la poussée, qui s'est manifestée à la peau succèdent une inappétence opiniâtre, un amaigrissement rapide, un état albumineux des urines, coïncidant avec une douleur néphrétique, plus ou moins forte, pouvant durer un ou deux mois, et, après la disparition de cette douleur, une continuation indéfinie, suivant les individus, de l'albuminurie Or, c'est précisément sur ce dernier fait que j'appelle l'attention de mes confrères. Que signifient cette douleur néphrétique, cette abondance de l'albumine dans la sécrétion urinaire? Il existe manifestement alors une congestion de reins, puisqu'il y a hypersécrétion urinaire et altération fonctionnelle de ces mêmes organes, en même temps que le mucus vésical est exhalé en plus grande quantité. Tout ceci, selon moi, est de la plus haute gravité ; il ne serait pas impossible que l'énorme quantité de cystites chroniques, qu'on trouve actuellement si répandues dans le monde, résultassent de l'emploi si général des préparations iodiques.

Qu'il s'agisse maintenant de tous les autres cas pathologiques, tels que les engorgements strumeux, les blépharites scrofuleuses, les états syphilitiques héréditaires de l'enfance, les débilités lymphatiques, engorgements articulaires, tumeurs blanches, ostéites scrofuleuses ou syphilitiques, cas

dans lesquels l'iode doit être longtemps administré, je dis
que l'intoxication iodique sera toujours le résultat de cette
médication, que, non-seulement les enfants, mais les adultes
eux-mêmes éprouveront les mêmes accidents après quelques
mois d'ingestion de l'iode ou de ses préparations, c'est-à-
dire, qu'à part les accidents généraux qui envahissent les
muqueuses et la peau, les reins deviennent les agents d'une
prodigieuse élimination, et leur suractivité traduit essentiellement une altération fonctionnelle sinon organique.
Quoique peu connus dans tous leurs détails, ces faits ont
éveillé l'attention des médecins prudents et engagé beaucoup
d'entre eux à emprunter à la chimie des préparations succé-
danées; de là les préparations d'iodure de fer, l'usage de
l'huile de foies de morues, et enfin le mélange intime de
l'iode avec l'huile par la méthode de Personne, se substi-
tuant à l'emploi de l'iode en nature, soit à l'état de sirop,
soit à l'état d'iodure de potassium.

Il nous reste donc à examiner les qualités thérapeutiques
de ces combinaisons. Quelle est, par exemple, l'action de
l'iodure de fer? Quelle part de vertu médicatrice revient à
l'iode dans ce composé? Il est de la dernière évidence que
l'iodure de fer n'a point de similitude d'action, soit avec
l'iodure de potassium, soit avec l'iode, que l'élément martial
neutralise l'élément iodé, et que le sel agit comme sel de
fer; aussi ses propriétés ne sont-elles nettement tranchées
que dans la chloroanémie, dans l'aménorrhée, et deviennent
elles mêmes dangereuses dans les affections aiguës ou chroniques des organes de la respiration. L'huile de l'habile chi-

miste ; Personne est évidemment, ce qui se rapproche le plus d'une combinaison organique de l'iode et devait avantageusement remplacer toutes les préparations antérieures ; l'idée d'une combinaison intime, par simple mélange a été naturellement suggérée à M. Personne, après avoir fait l'analyse consciencieuse de l'huile de foies de morues ; il était naturel d'examiner chimiquement une substance devenue d'un emploi thérapeutique universel, et dont les propriétés étaient fondées sur la présence de l'iode à l'état d'assimilation organique. Or, nous pouvons affirmer, avec M. Personne, que 10 litres d'huile de foies de morues ne donnent, sous une forme analytique quelconque, aucune trace appréciable du métalloïde, que les réactions chimiques, qui prétendaient en déterminer la présence, sont le résultat d'une combinaison spéciale entre les éléments de l'huile et les réactifs qui ont servi aux essais. Cette question est, à cet égard, tellement tranchée, qu'il a fallu chercher les propriétés reconnues à cette huile dans un autre élément qu'elle pouvait contenir. On sait que toutes les parties des poissons, principalement les masses cérébrale et hépatique, contiennent une faible proportion de phosphore, que l'huile du commerce, mélange souvent frauduleux d'huile de poisson et d'huile de foies, si ce n'est de l'huile de poisson seule. donne également à l'analyse l'élément phosphoré. On a donc accepté comme agent définitif des huiles du commerce la microscopique quantité de phosphore qu'elles renferment. Mais les chimistes sérieux, ne pouvant encore se contenter de cette nouvelle explication, force a été de chercher encore ailleurs la matière active qui avait, dit-on, produit de si bons résultats, et maintenant l'huile de foies de morues, dans son currus triumphalis, en est réduite à ne devoir ses propriétés thérapeutiques qu'à sa nature d'huile grasse.

Nous le demandons maintenant à tous les hommes jaloux de leurs études thérapeutiques, cette série de dégradations, dans une vertu médicamenteuse, peut-elle satisfaire les plus indifférents ? Nul doute que l'huile de foies de morues ou de raies, employée dans son état de pureté absolue, puisse être considérée comme une substance médicamenteuse de quelque valeur, bien que le vague, que jette un examen approfondi sur sa composition élémentaire, doive la mettre au rang des médicaments incertains.

Comme corps gras, l'huile de foies de morues présente-t-elle des avantages réels au point de vue physiologique ? Examinons-en les effets les plus généralement produits sur les enfants ou les adultes. Dans l'état actuel de la science, quelle est la destination d'un corps gras passant par les voies digestives ? La relation de sa composition chimique avec les phénomènes de l'assimilation, établit que, finalement, la proportion considérable d'hydrogène et de carbone qu'il contient exige une double élimination, par le foie, d'une part, pour la transformation du carbone en produits immédiats de sa sécrétion, de l'autre, par le poumon, pour dégager le même élément sous forme d'acide carbonique. Or, il est un fait universellement accepté, c'est que, par ce même mécanisme organique, et, par ce qu'il est facile de voir dans les pays chauds, l'usage des corps gras, en exigeant un travail supplémentaire de la respiration hépatique, si je puis m'exprimer ainsi, et de la respiration pulmonaire, entraîne inévitablement de graves désordres, surtout dans l'énorme appareil annexé du tube digestif; de là les hépatites de diverses formes, si fatales à tous les européens sous les régions tropicales. On pourrait bien invoquer la différence des climats en faveur de la tolérance pour les organismes septentrionaux; mais personne n'ignore que les six ou sept dixièmes des enfants, soumis au régime de l'huile de foies de morues, éprouvent ou des vomissements opiniâtres, ou un dévoiement, dont la persistance s'oppose à la continuation de la médication, ou bien que des constipations, non moins persistantes, décèlent un trouble considérable dans les fonctions gastriques et intestinales. Nous ne parlons pas ici de la répugnance invincible que fait éprouver ce corps gras à la majorité des enfants. Les prétendues dépurations qu'on a fait subir à l'huile brune, en détruisant sa saveur repoussante, lui enlèvent une partie de ses douteuses propriétés. Aussi la préparation chimique de M. Personne tend-elle, à bon droit, à remplacer l'huile de foies de morues.

En résumé, nous poserons la question suivante : La surcharge du travail hépatique et celle de la combustion pulmonaire sont-elles un bénéfice pour ces organes et pour l'organisme entier? Est-il possible d'admettre qu'une restauration fonctionnelle puisse être le résultat d'une élimination plus difficile? Quant à nous, nous croyons que l'introduction d'un corps gras dans le canal alimentaire d'individus lymphatiques joue plutôt le rôle d'obstruant, pour me servir

d'une expression ancienne, que celui d'un surexcitant favo-
rable à toute espèce de résolution; peut-être même, faut-il
l'avouer, l'usage inconsidéré de l'huile de foies de morues
conduit-il à des manifestations morbides ultérieures, dont la
cause est depuis longtemps oubliée. La solution du problême
relatif à l'hypersécrétion hépatique et à l'hématose réside
bien plus dans l'amplitude des fonctions hépatique et pulmonaire, déterminée par les conditions extérieures de l'at-
mosphère et de l'exercice corporel. Les attributs de l'huile
de foies de morues ne seraient donc qu'un véritable cercle
vicieux, puisque vous surchargez de combustible des appareils qui ne peuvent brûler les doses ordinaires.

Mais le champ des recherches était loin d'avoir été par-
couru, et des expériences, difficiles par leur délicatesse,
devaient être faites pour arriver à un résultat désiré par la
thérapeutique. M. Orfila, dans ses leçons de chimie médica-
les, indiquait les avantages extrêmes que l'on pourrait retirer
du lait des nourrices, s'il pouvait être chargé de diverses
substances actives, végétales ou minérales, et, tout naturellement, l'attention des chimistes médecins devait essentiellement se diriger vers l'iode, à l'état d'iodure de potassium.
Mais notre célèbre professeur avait soin d'ajouter que cette
application devenait impossible, à cause des propriétés fon-
dantes et même destructives que présentent les iodiques sur
les organes mammaires. De ce côté il fallait y renoncer.
M. Dumas, à son tour, dans ses leçons de chimie médicale,
qu'il professait à l'école de médecine, disait en 1839 :
(nous citons textuellement ses paroles) « C'est surtout

sous l'influence des aliments, que le lait éprouve des changements extraordinaires ; ainsi, quand l'animal est nourri avec des betteraves, le lait qu'il fournit en possède l'odeur ; le chou agit de la même manière ; il en est de même pour les carrottes, et tout le monde sait que la matière colorante jaune de ces racines passe visiblement dans le lait. Les aliments peuvent donc fournir des éléments médicamenteux au lait, et les matières minérales le feraient tout aussi bien ; on pourrait faire à ce sujet de très grandes applications à la médecine. Le chlorure de sodium s'introduit à merveille dans la sécrétion mammaire, comme l'ont démontré les expériences de MM. Henri et Chevalier ; le sulfate de soude, l'iodure de potassium traversent également les mamelles. On conçoit qu'il serait facile d'administrer aux nouveaux nés, et même à tous les âges de la vie, du lait chargé d'iode ou de tout autre principe ; mais il en faudrait donner une quantité très considérable pour que le lait en contint suffisamment, et d'ailleurs ce ne serait que dans le cas où l'action spéciale des agents sur les mamelles ne serait pas contre indiquée par l'annihilation de leur sécrétion. Les sels de Zinc, de Barium passent également dans le lait ; il n'en est pas de même des sels de Mercure, bien que les expériences de MM. Henri et Chevalier et celles faites dans le sens thérapeutique accordent une activité remarquable au lait qui aurait été chargé des sels de ce métal, soit par ingestion directe, soit par la simple friction sur la peau, etc. (Leçon du samedi 3 Août 1839.) » On voit quelles étaient les autorités qui indiquaient ce desideratum dans la voie de la chimie mé-

dicale ; aussi vers cette époque, MM. Henri et Chevalier,
M. Péligot et beaucoup d'autres expérimentateurs, d'une
position scientifique plus modeste, déterminèrent-ils la réa-
lité de ces phénomènes chimiques, et il restait à bon nombre
de médecins ou chimistes, persévérant dans cette curieuse
question, de trouver la possibilité de faire passer des agents
médicamenteux dans le lait des animaux. Des essais furent
faits en grand à Ivry, près Paris, chez M. Poinsot, nourris-
seur dans la même ville, et chez M. Damoiseau ; mais le
résultat constant de tous les essais ayant été l'altération
profonde de la santé des animaux et même leur mort, force
a été de laisser là un projet qui renfermait de si grandes es-
pérances. Quelques années après, voulant essayer moi-
même, je repris les mêmes expériences ; mais pour les préparations d'iode, qui sont les plus antipathiques pour la
sécrétion mammaire, j'arrivais constamment et en quelques
mois à la destruction des animaux soumis à ce traitement ;
il me paraissait pourtant possible, grâce à une association
assez compliquée de plusieurs substances, de m'opposer au
véritable ravage qu'exerce l'iode ou l'iodure de potassium
sur la santé des animaux. Après des tâtonnements infinis,
des combinaisons faites, on peut le dire, en tous sens, j'arri-
vai à leur faire tolérer soit la teinture d'iode, soit l'iodure
de potassium pendant une période de 10 à 14 mois ; mes
vaches n'étaient plus malades ; le lait conservait ses propriétés et sa composition organique normale, et désormais le
problème était résolu. Depuis ce moment, j'ai continué à
soumettre les animaux à diverses épreuves, et l'examen

direct m'a permis de constater qu'en faisant absorber une
moyenne de 20 grammes d'iodure de potassium par jour, le
lait se charge, ainsi que l'avait présumé M. Dumas, d'une
quantité faible, il est vrai, d'iode, dans un état de combinaison organique qui m'est encore inconnu, mais suffisante
toutefois pour produire les effets les plus remarquables,
dans toutes les circonstances où les préparations d'iode sont
administrées. Nous pouvons donc dire maintenant que le
laboratoire animal tant désiré nous est ouvert et que le mercure, l'arsenic, dans le même état de combinaison, viendront
prochainement enrichir la thérapeutique de leur spéciale et
remarquable activité.

Dans le mémoire que j'ai lu à l'Académie de Médecine, en
mai 1856, j'étais entré dans de nombreux détails d'analyse
chimique, qu'il est inutile de répéter ici; je dois dire cependant, d'une façon sommaire, que l'iode, pris par les animaux,
tend à être éliminé, comme un toxique dangereux, par les
divers appareils, qu'il s'établit entre leur activité réciproque
un balancement d'une singulière variabilité. La première
voie qui s'ouvre à son expulsion est tout naturellement le
tube digestif; la deuxième issue par laquelle il est rejeté à
l'extérieur, est l'appareil urinaire, et enfin, dans l'ordre des
sécrétions, les glandes salivaires et les mamelles se chargent
d'en débarrasser synergiquement le corps à leur tour. C'est
de l'étude de ce balancement entre ces divers appareils
qu'est résultée la méthode actuellement employée; c'est en
donnant tour à tour aux voies urinaires, aux voies digestives,
aux voies mammaires une quantité fonctionnelle relative,

qu'il m'a été possible de maintenir l'équilibre indispensable
à la santé des animaux et à la composition physiologique
normale du produit. Car, je dois l'avouer ici, indépendam-
ment des difficultés inextricables, que présente un entrainement parfait, pour peu que la santé générale des animaux
soit altérée, nous aurons un liquide participant à leur état de
maladie, c'est-à-dire chargé d'albumine aux dépens de ses
parties butyreuses et caséeuses ; c'est là une des conditions
les plus difficiles à éviter ; dès lors le lait, présentant cet état
veritablement pathologique, serait d'un emploi plus dangereux qu'utile. C'est presque toujours dans ce grave inconvé-
nient que sont tombés et tomberont encore inévitablement
les expérimentateurs qui n'ont pas la longue habitude de ces
opérations.

Un des faits les plus curieux de l'action toxique de l'iode
sur les animaux est une turgescence considérable des
vaisseaux veineux superficiels de l'abdomen, phénomène qui
passe souvent inaperçu et qui précède un marasme mortel.
Comme confirmation de l'efficacité absolue de l'entrainement
subi par les animaux, qui nous fournissent actuellement du
lait, nous donnerons l'énorme période de deux années con-
sécutives de traitement, sans qu'il se soit produit la moindre
altération dans leur santé

J'ai voulu savoir jusqu'à quel point le lait pouvait se
charger d'iode, et, ainsi que je l'ai relaté dans mon mémoire,
plusieurs analyses m'avaient donné un maximum de 250
milligrammes d'iodure de potassium par litre, mais ce chiffre
se trouve constamment sur la limite du possible, et les

vaches, qui, tant par la diminution relative de la sécrétion mammaire, que par l'augmentation des doses ingérées et la diminution correspondante de l'élimination urinaire et intestinale, me fournissaient cette quantité, perdaient bientôt tous les avantages d'une préparation normale et ne tardaient pas à devenir absolument impropres à toutes tentatives ultérieures ; on peut dire ici que le laboratoire est corrodé ; l'animal est dès lors perdu. Or, d'après les essais thérapeutiques faits à Paris, la condition d'activité de cette préparation n'est point dans la masse d'iode ingérée, mais dans la véritable absorption de quantités très faibles que le lait doit contenir ; on comprendra de suite ce fait, en observant que, pour l'iode comme pour le fer, la dose de l'agent modificateur n'est pas celle qui est ingérée, mais celle qui pénètre absolument dans le courant de la circulation et, de même que le fer, l'iode doit agir longtemps sur l'économie pour y apporter une transformation radicale. Nous nous sommes donc tenus, dans l'intérêt des malades, à une moyenne d'assimilation qui puisse satisfaire à toutes les exigences de la thérapeutique, et, pour rendre sensible et en même temps facile à l'examen la présence de l'iode dans le lait, nous nous servons du critérium chimique le plus simple, qu'indique la réaction d'une certaine quantité de chlorure de chaux, d'amidon et d'acide nitrique. La couleur de l'iodure d'amidon obtenue dans 100 grammes de serum parfaitement filtré, doit varier du rose clair au lilas. Ici se présente une différence entre un examen, par la voie humide, dans le serum d'un lait simplement additionné d'iodure de potassium, et

celui qui contient le même sel par voie d'assimilation diges-
tive : à quantités égales, la réaction est nette et immédiate
dans le serum du premier, sans addition d'acide nitrique,
tandis que l'action de cet acide est indispensable pour dégager complètement l'iode de sa combinaison organique dans
le second. Il existe, en outre, un caractère chimique très
curieux dans le magma, qui résulte de la précipitation des
matières caséuses et butyreuses du lait provenant de l'entrainement, et ce caractère est d'autant plus sensible, qu'on
a préalablement débarrassé à froid par l'éther le lait de sa
matière grasse ; le caseum, isolé alors à son état de pureté,
jouit d'une élasticité et d'une ductilité très singulières. La
combinaison organique de l'iode avec l'élément caséeux peut
seule expliquer ce fait, et cet état moléculaire ne se retrouve
pas dans le lait contenant de l'iode à l'état de liberté.

Nous devons donner, dans cette notice, aux médecins qui
veulent faire eux-mêmes l'expérience pour déceler l'iode, la
méthode que nous employons nous-même, qui consiste dans
les trois points suivants : 1° prendre 100 grammes de lait, le
porter à l'ébullition dans une capsule de porcelaine, y ajouter
à ce moment 50 centigrammes d'acide acétique ou 1 gramme
d'acide tartrique ; 2° jeter le liquide et son coagulum sur un
filtre blanc ; s'il arrive que la coagulation n'ait pas été bien
complète, et qu'il reste en suspension dans le serum une
certaine proportion de matière grasse ou caséeuse, il faudrait
s'en débarrasser avec l'éther, à froid, ou filtrer plusieurs fois
le serum nuageux, jusqu'à clarification complète ; le serum
est mis alors dans un verre à expérience ; 3° après avoir

précipité au fond du verre 1 gramme d'amidon en masse et
non en poudre, on plonge l'extrémité de l'agitateur dans une
solution de chlorure de chaux, composée comme suit :
1 gramme de chlorure pour 60 grammes d'eau. Cet agitateur, armé d'une seule goutte, est porté vivement jusqu'à la
surface des fragments d'amidon, qu'on doit remuer avec
lenteur ; on doit continuer goutte à goutte, jusqu'à ce qu'une
coloration rose ou lilas commence à paraître à la surface
de l'amidon ; alors, on verse deux ou trois gouttes d'acide
azotique pur sur le milieu de la surface du liquide, en impri-
mant à la masse entière un mouvement circulaire à l'aide de
l'agitateur ; on ajoute ainsi alternativement goutte à goutte,
tantôt la solution chlorurée, tantôt l'acide azotique, jusqu'à
ce que la couleur caractéristique du lilas au violet s'établisse
au contact de la surface de l'amidon et de la partie inférieure
du liquide. Nous devons prévenir les personnes peu exercées
à ces manipulations, qu'il est très difficile de dégager ainsi
complètement l'iode de sa combinaison, car le moindre excès
soit de chlore, en détruisant la couleur d'iodure d'amidon,
soit d'acide azotique, en convertissant l'iode en acide iodique,
ne s'évite qu'à grand peine ; il nous arrive souvent à nous-
même, malgré notre habitude, d'être obligé de recommencer
l'épreuve.

Il nous reste maintenant quelques mots à dire sur l'emploi
thérapeutique du lait provenant de l'entrainement des animaux. Comme nous tenons essentiellement à éviter tous les
petits ridicules apologétiques dont sont entourées les préparations nouvelles en médecine ; nous nous contenterons de

nous appuyer sur les efforts et sur les encouragements que
la conscience d'un bon résultat inspirait aux hommes émi-
nents qui se sont occupés de cette question. Depuis deux
ans, nous et quelques-uns de nos confrères et amis, avons
étudié l'efficacité de cette médication ; nous pouvons affirmer
que, si elle a d'un côté quelques points de ressemblance avec
les préparations ordinaires de l'iode, sa double propriété
alimentaire et médicamenteuse, la prodigieuse facilité de son
absorption lui indiquent une place bien méritée dans le cadre
thérapeutique. Le seul fait que nous puissions indiquer
comme appartenant uniquement à cette curieuse composition, c'est qu'elle ne manque jamais comme agent modificateur et alimentaire de restaurer, avec la plus grande rapidité,
les forces débilitées de l'enfance lymphatique ou des consti-
tutions cachectiques de l'âge adulte. Il suffit de l'emploi pendant un seul mois de ce lait pour déterminer dans les fonctions assimilatrices et par conséquent dans la nutrition des résultats véritablement incroyables; c'est dans l'enfance surtout
que l'accroissement en volume et en poids se manifeste d'une
façon si surprenante. Ce lait agirait donc, d'une part, comme
aliment par lui-même, et ses propriétés assimilables seraient
encore augmentées par le métalloïde qui fait partie intégrante
de ses éléments, à cause de sa combinaison organique. On
aurait de la peine à comprendre comment une simple addition d'iode ou d'iodure dans le lait pourrait remplacer cette
préparation. Nul n'aurait songé sans doute à perdre un
temps considérable à la solution d'un problême inutile. Trop
d'honorables désirs se manifestaient depuis longtemps, dans

les recherches de la chimie médicale, pour qu'on ne tint pas
compte de ces avertissements. Nous ne voulons pas ici abuser
de la patience de nos confrères, en leur soumettant une cen-
taine d'observations, véritablement hors ligne. Pour rester
dans les convenances de notre dignité professionnelle et pour
ne pas recourir à une publicité qui pourrait la compromettre,
nous avons jugé plus digne d'un travail sérieux de soumettre
à leur haute appréciation et à leur impartialité le faible
mérite, qui peut résulter de nos laborieuses recherches.

C'est sous le titre d'alimentation reconstitutive que nous
avons dû présenter au public notre lait iodé; il renferme en
effet en lui le double emploi d'une médication iodique et
d'une propriété alimentaire exceptionnelle.

Nous devons une explication à nos confrères, relativement
au lieu choisi pour l'entrainement des vaches. La nécessité
des pâturages les plus riches pour la bonne alimentation des
animaux et la qualité du produit, nous a engagés à établir
notre laboratoire aux environs de Rouen, à Quatre-Mares,
près Sotteville, sur la ligne même du chemin de fer; il est
certain que l'entraînement est chose impossible sur des animaux parqués, ou sur ceux qui n'ont que de maigres pâturages à leur disposition. Le lait, que nous recevons tous les
jours à Paris, est le résultat de deux traîtes, l'une ayant
lieu la veille au soir, l'autre le matin même du jour où il
arrive. A la sortie des mamelles il est immédiatement mis
en bouteilles de demi-litres, bouché à la mécanique et ex-
pédié à Paris, où il arrive dans l'après-midi. Tout le monde
sait que la méthode Appert est insuffisante pour préserver le

lait de sa fermentation naturelle. Nous cherchons en ce moment à trouver une modification de ce procédé, pour prévenir cette altération, inévitable dans la saison chaude; si cette méthode de conservation, sans addition de substances alcalines, enlève au lait cette fraîcheur et ce goût suave qu'il possède au sortir des mamelles, il n'en conserve pas moins encore toutes les qualités d'un lait excellent et jouissant d'ailleurs de toutes ses propriétés médicamenteuses.

Dr J. LABOURDETTE.

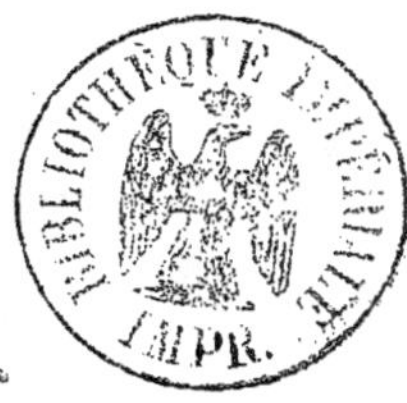

Paris.—Imp. Dubois ét Edouard Vert, rue N.-D.-de Nazareth, 29.